ÉTIOLOGIE

DU VERTIGE

PAR

Paul CLÉMENT,

Docteur en médecine de la Faculté de Paris.

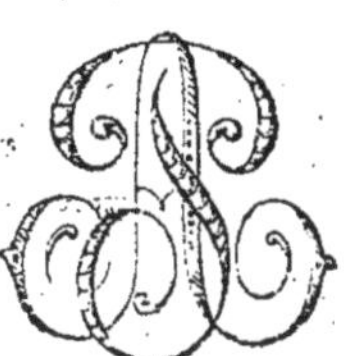

PARIS

A. PARENT, IMPRIMEUR DE LA FACULTÉ DE MÉDECINE

Rue Monsieur-le-Prince, 31.

1873

ÉTIOLOGIE

DU VERTIGE

PAR

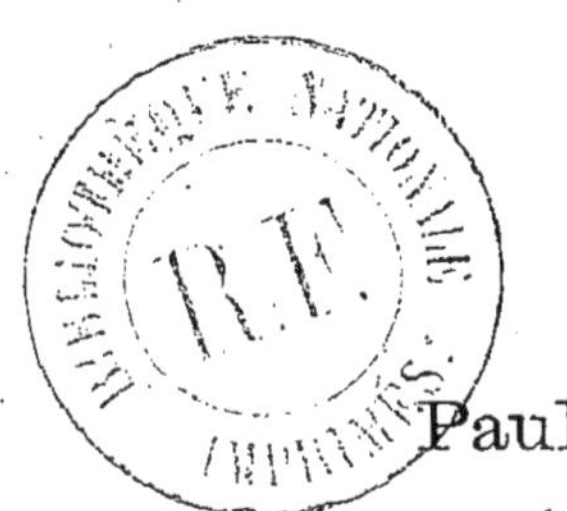

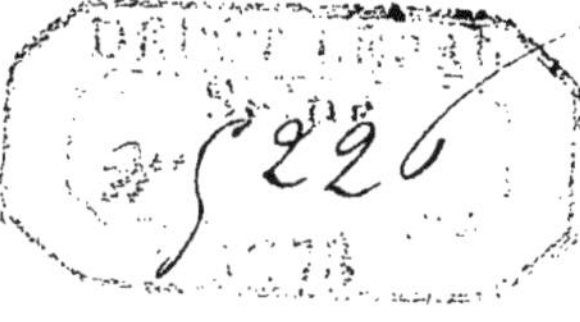

Paul CLÉMENT,

Docteur en médecine de la Faculté de Paris,
Ancien aide-major au 102e régiment de marche,
Interne à l'hôpital Saint-Jacques.

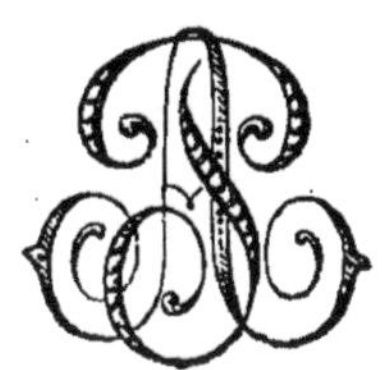

PARIS

A. PARENT, IMPRIMEUR DE LA FACULTÉ DE MÉDECINE

Rue Monsieur-le-Prince, 31.

——

1873

A M. Le Docteur JOUSSET,

Ancien interne,
Médaille d'or des hôpitaux de Paris,
Médecin à l'hôpital Saint-Jacques.

Hommage de reconnaissance et d'affectueux respect.

A MM. LES DOCTEURS

FRÉDAULT, MILCENT, GONNARD,

Chefs de service à l'hôpital Saint-Jacques.

P. C.

ÉTIOLOGIE DU VERTIGE

Considérations générales.

Au début de cette étude sur les *causes* du vertige, notre premier devoir est de définir le mot qui est lui-même l'objet de notre travail et de nos recherches.

Le vertige — du latin *vertere*, tourner — consiste dans un sentiment d'équilibre perdu, occasionné par des mouvements réels ou apparents soit du corps, soit des objets extérieurs.

Ce serait une erreur de croire que le vertige se produit ordinairement de la même manière et que le malade éprouve toujours la sensation d'un mouvement rotatoire. Sans doute cette variété se présente très-souvent, et voilà pourquoi on donne le nom de *vertige* à ce sentiment ; mais depuis longtemps déjà la science a reconnu d'autres espèces de vertiges. Wepfer dans ses *Observationes medico-practicæ de affectionibus capitis*, en mentionne trois espèces : le vertige, où l'on croit tomber en avant ou en arrière, *vertigo titubans ;* celui où l'on croit tomber de côté, *vertigo vacillans ;* celui enfin où l'on s'imagine tourner en cercle, *vertigo gyrans.*

Nous avons dit que le vertige était occasionné par des mouvements réels ou apparents. soit du corps soit des objets extérieurs. Chacun connaît en effet les accidents que la valse — pour citer cet exemple d'un mouvement réel du corps — produit ordinairement.

On aura également le vertige, lorsque pour une cause quelconque, on croira le corps en mouvement, alors qu'on verra, où qu'on sentira les objets extérieurs dans la plus grande immobilité : c'est le cas des personnes étendues dans leur lit qui se figurent être enlevées ou transportées au loin.

Le mouvement réel. des objets produit le vertige, quand par exemple on regarde un certain temps. une roue tourner. Mais ces objets peuvent simplement paraître en mouvement et produire néanmoins une perte d'équilibre. Lorsqu'en effet nous nous trouvons dans un train un peu rapide, il nous semble que les choses extérieures glissent devant nous ; cette impression causée par un mouvement apparent, suffit quelquefois pour donner le vertige.

Dans tous les cas, le sentiment étrange qu'on nomme vertige, provient de ce que nous croyons avoir perdu l'équilibre.

Le vertige peut exister isolément et sans aucun autre accident ; il représente alors à lui seul *le mal.*

Si en effet après avoir considéré un certain temps le cours d'une rivière on reporte ses regards sur le rivage, celui-ci semble d'abord se mouvoir assez vite ; puis insensiblement le mouvement s'éteint. Dans ce cas particulier on a eu un vertige, et le plus simple qu'on puisse imaginer.

Lorsque le vertige est plus violent, dans celui de la valse par exemple, les choses ne se passent déjà plus de la même manière. Il se présente dès le début une douleur ou plutôt un malaise à l'épigastre. Si la cause qui produit le vertige se prolonge, au malaise succèdent les nausées ; à son tour la nausée s'aggrave, et parfois jusqu'à produire le vomissement. Alors la face s'altère ; tantôt elle est pâle, d'autres fois elle est congestionnée. Le malade se plaint de douleurs occipitales, les extrémités se refroidissent, les mouvements de locomotion deviennent de plus en plus incertains ; la station est presque impossible.

Si nous voulons suivre jusqu'au bout une attaque complète de vertige, nous verrons que durant l'accès la respiration se trouble assez peu, mais que l'individu est dominé par une grande anxiété ; son pouls est petit, dur, inégal, intermittent, une sueur froide couvre tout son corps. A la fin, la pensée se trouble, s'efface ; le malade perd connaissance, les sphincters se relâchent, et il peut y avoir alors évacuation involontaire des urines et des excréments.

Les accès violents comme celui que nous venons de décrire sont d'ordinaire de courte durée parce que le trouble du *sensorium commune* efface toutes les perceptions particulières. Mais quand le vertige est faible, son action peut persister assez longtemps et laisser des traces même dans l'intervalle des accès.

Dans la plupart des cas, nous devons le dire, le vertige n'est pas accompagné de pareils accidents. Ceux qu'on a appelés *symptomatiques* sont généralement courts ; ceux au contraire qui sont à eux seuls toute la maladie, ceux-là surtout peuvent présenter la série complète des accidents que nous avons décrits plus haut.

Dans la définition que nous avons donnée du vertige, nous avons évité à dessein de le nommer un symptôme. Et en effet, si dans la plupart des cas il peut être regardé comme dépendant d'un état morbide, dans quelques autres plus spéciaux, on ne peut plus le considérer comme tel.

Je prends pour exemple le vertige nautique ou mal de mer. Chacun s'accorde à reconnaître que le mal de mer est une attaque de vertige assez semblable à celle que nous avons décrite plus haut, c'est-à-dire suivie de nausées, vomissements, résolution musculaire et relâchement des sphincters.

C'est donc plus qu'un symptôme, puisque l'ensemble des accidents vertigineux représente tout l'état morbide : c'est une *maladie*. Nous avons pris le vertige nautique pour exemple, parce qu'il n'est pas possible d'y voir un symptôme. Mais nous nous permettons de penser que dans quelques cas dits *a stomaco læso*, on pourrait voir autre chose qu'un vertige stomacal.

Il est parfaitement établi que quelques dyspepsies produisent sympathiquement des vertiges comme les vers intestinaux, les tumeurs et certaines affections particulières. Mais ceci étant reconnu, ne peut-on pas supposer que la cause du vertige stomacal ne réside pas toujours dans l'estomac, sans du reste préjuger du point lésé? Ce qui semble nous autoriser à faire cette supposition, c'est la grande relation, nous dirons plus, l'intimité très-souvent inséparable du vertige avec les symptômes gastriques, alors que l'estomac n'est nullement affecté. Dans le vertige de la valse, il y a un grand malaise épigastrique suivi de nausées et quelquefois de vomissements; il en est de même dans le vertige nautique et dans le vertige des altitudes. Dans tous ces cas l'estomac paraît atteint et cependant on ne l'accuse pas d'être coupable. Pourquoi dès lors le serait-il toujours dans le vertige stomacal, alors que l'anatomie pathologique ne découvre aucune lésion dans cet organe? Nous nous permettons donc de supposer que, dans quelques cas au moins, il ne serait pas impossible que la cause fût encéphalique, par exemple une anémie ou une congestion du pneumogastrique à son origine. Notre supposition, assez gratuite du reste, a pour elle l'analogie de ce qui se passe dans la plupart des phénomènes vertigineux.

Avant de rechercher dans quels cas le *médecin* rencontre le vertige, disons un mot sur la manière dont nos *physiologistes* l'ont produit.

Les annales de la physiologie sont riches en expé-
riences par lesquelles on est arrivé à produire le vertige en agissant sur des points encéphaliques différ-
rents.

Ainsi, Magendie a vu des mouvements circulaires
se manifester après avoir fait une section latérale de
la moelle allongée.

M. Claude Bernard ayant traversé obliquement
à gauche la moelle allongée d'un lapin, depuis le
trou occipital jusqu'à l'origine de la cinquième paire,
vit que l'animal tendait à tomber à gauche.

M. le professeur Vulpian dit qu'une blessure faite
à la protubérance annulaire, surtout en dehors de la
ligne médiane, provoque chez l'animal un mouvement
de roulement autour de son axe.

Longet et Schiff, après avoir lésé l'un des pédoncules cérébraux devant la protubérance, ont vu les
animaux exécuter des mouvements circulaires.

Lafargue est arrivé au même résultat après avoir
blessé directement les couches optiques.

Après l'ablation des tubercules quadrijumeaux
d'un seul côté, Flourens a vu des phénomènes iden-
tiques se produire.

Pourfour du Petit et après lui Flourens et Magendie, ont déterminé des mouvements giratoires chez
les animaux auxquels ils coupaient les pédoncules
cérébelleux moyens. Le même fait se présente, dit
Flourens, si l'on coupe les canaux demi-circulaires
d'un seul côté, où si l'on déchire le nerf acoustique.

MM. Ménière et Triquet ont observé que, si avec un

stylet mousse on va à travers l'oreille moyenne toucher la membrane de la fenêtre ronde, lorsqu'il existe une perforation du tympan, il y a alors un vertige tel que le malade peut être renversé. De simples injections faites dans l'oreille, lorsque le tympan est perforé, peuvent produire le même effet.

Ainsi, il est bien établi que des lésions produites sur des points différents de l'encéphale, déterminent chez les animaux quelque chose d'analogue au vertige.

Sans doute il n'est pas difficile de montrer que tous ces points ont des rapports plus ou moins étroits avec le cervelet, ou plutôt avec les pédoncules cérébelleux moyens. L'idée de rapporter le vertige à une lésion quelconque de cet organe est d'autant plus plausible, que les physiologistes les plus autorisés ont établi que le cervelet était le siége exclusif des principes qui coordonnent les mouvements de locomotion. Flourens a en effet remarqué, qu'après l'ablation des premières couches du cervelet, il y avait un peu de faiblesse et du manque d'harmonie dans les mouvements. Si on enlève les couches moyennes, la démarche est chancelante, désordonnée, titubante comme dans l'ivresse. L'ablation entière de l'organe rend impossible toute station fixe et stable.

Cependant, si on peut conclure que la raison dernière du vertige se trouve dans le cervelet et surtout dans les pédoncules moyens, ce ne doit pas être sans quelque restriction. En cette matière il faut d'autant plus de circonspection, que le vertige n'est pas toujours semblable à lui-même lorsqu'on le produit physiologiquement. Evidemment le rôle du cervelet est très-appréciable dans les phénomènes vertigineux; mais comment expliquer qu'en touchant des points différents de l'encéphale on produise des vertiges dissemblables quant à leur forme?

Répondons avec M. Axenfeld, que tout est encore hypothèse sur ce sujet : « Nous en dirons autant, ajoute le savant professeur, de la prétendue synergie entre le cerveau et le cervelet, ou entre les deux lobes de ce dernier. L'expérimentation sur les animaux est, on en conviendra, un moyen bien peu propre à éclaircir une question dans laquelle le fait de la *sensation* est un élément si important. »

Les observations pratiquées par quelques auteurs sur eux-mêmes sont également restées stériles, et les recherches de Müller et Purkinje, si elles font voir la relation entre le vertige et les mouvements volontaires de rotation, nous laissent dans le doute au sujet des phénomènes qui intéressent le plus vivement le médecin, à savoir du vertige qui survient en l'absence de toute locomotion et par une action spontanée du système nerveux.

Redisons donc avec l'éminent physiologiste que nous avons nommé plus haut : « que pour les lésions pathologiques de l'encéphale, leur analyse sous le rapport du siége et de la nature a fourni jusqu'à présent des arguments en faveur de toutes les hypothèses, et par conséquent n'en a confirmé aucun. »

DU VERTIGE AU POINT DE VUE ÉTIOLOGIQUE.

On peut diviser les vertiges en trois groupes qui formeront dans cette étude trois chapitres différents :

1° *Le vertige essentiel*,

2° *Le vertige psychique*,

3° *Le vertige symptomatique*.

Nous devons dire tout d'abord que cette division, qui nous paraît bonne pour grouper les différents vertiges suivant leur origine, laisse cependant beaucoup à désirer. Il se présente en effet des vertiges qui peuvent rentrer dans deux groupes à la fois. Cependant comme il est nécessaire de classer toute chose, nous avons dû quelquefois ranger sous un seul chef des vertiges qui ont des causes multiples.

―――

CHAPITRE PREMIER.

DU VERTIGE ESSENTIEL.

On peut affirmer que le sentiment de l'équilibre procède essentiellement du sens musculaire. Mais dans l'état de santé, ce sens a besoin pour être parfait, d'être aidé par d'autres non moins importants. Ainsi, le toucher et la vue interviennent à chaque instant pour corriger et compléter les impressions du sens musculaire. Si ces deux guides viennent à se tromper, le sens musculaire est lui-même induit en erreur, il se trouble, chancelle, d'où résulte le vertige.

Voilà pourquoi les physiologistes se sont accordés à dire que le vertige essentiel, celui dont nous nous occupons, provenait de deux sources : erreur dans le sens tactile, erreur dans le sens visuel.

§ 1er. *Du vertige tactile.*

Il se déclare quand le toucher fournit des impressions fausses ou incomplètes, lorsque par exemple on se promène sur un chariot en marche, quand le corps exécute des mouvements oscillatoires incertains et que le sujet ne parvient ni à sentir ni à juger exactement : ainsi lorsqu'on passe sur un pont suspendu ou sur un parquet mobile; il peut alors y avoir vertige.

Mais la cause la plus fréquente de ce genre de vertige provient de mouvements illusoires, quand par exemple on fait rapidement tourner le corps autour de son axe, où dans un cercle; en allant en escarpolette ou en carrousel.

Par suite de ces mouvements inaccoutumés, l'empire que le sujet est habitué à exercer sur les muscles volontaires s'affaiblit momentanément; il voit les objets extérieurs osciller légèrement ou disparaître dans des directions variables, c'est-à-dire qu'il reporte au dehors l'état de son propre corps; enfin, il se sent entraîné dans ce mouvement illusoire, il croit tourner en cercle, être emporté avec les choses qu'il regarde, ou tomber en avant, à la renverse, ou sur le côté; il fait alors des efforts en sens contraire pour rétablir l'équilibre qui semble lui échapper.

A la longue cependant, quand il s'est accoutumé à ces exercices, le vertige ne survient plus.

Par contre, et cela est remarquable, le trouble se déclare, mais à un moindre degré, au moment où le sujet retourne aux conditions antérieures, par exemple, quand après être demeuré quelque temps en voiture il en descend et met pied à terre. Combien de personnes qui sont restées longtemps dans un train rapide, sans éprouver le moindre vertige, en ressentent les atteintes dès qu'elle quittent le wagon et se mettent à marcher!

Un autre vertige tactile, dont nous avons dit plus haut un mot, c'est le mal de mer.

La cause première, par suite la plus importante de la naupathie, c'est la perte d'équilibre du corps, qui amène une perte d'équilibre dans le sang.

Le mal de mer survient en effet lorsque les animaux se trouvent placés dans un milieu tel que les conditions d'équilibre du corps deviennent instables. Les liquides contenus dans les vaisseaux, aussi bien que les solides de l'économie, obéissent également aux lois de la pesanteur. Quand le corps est soumis à des mouvements alternatifs d'ascension et de descente ou de latéralité, comme ceux qui sont causés par les vagues, alors le sang cède plus facilement à l'influence de l'action terrestre et moins aisément que les solides à l'impulsion ascendante ; par suite, il n'arrive plus régulièrement au cerveau comme dans le cas où nous reposons sur un lieu stable. « Il en résulte, dit M. Robin, pour la circulation, des alternatives d'afflux et de retard dans l'afflux du sang dans tous les organes et principalement à la tête. »

En plus du mouvement qui est la cause première et souvent la seule du vertige nautique, il y a des causes secondes, par exemple la vue. Combien de personnes qui ressentent les atteintes du vertige quand elles laissent leurs regards se perdre dans l'espace ? La vue qui peut être cause du vertige agit également en sens contraire. Ainsi, on a pu éviter ou retarder le mal de mer, en fixant au loin à l'horizon un objet réel ou fictif.

Cependant, nous nous garderons bien de tomber dans l'erreur de certains auteurs qui croient ce vertige exclusivement visuel. La preuve péremptoire que cette hypothèse est trop absolue, c'est que le mal de mer n'épargne pas les personnes aveugles.

Il y a encore d'autres causes qui peuvent déterminer où augmenter le vertige nautique, comme la crainte excessive du mal de mer, la station trop prolongée, le dégoût suscité par la vue des vomissements et des personnes atteintes ; ces causes, avec une certaine *prédisposition*, suffisent pour provoquer le genre de vertige qui nous occupe. On rencontre en effet des personnes qui ont pu affronter bien souvent toutes les traversées, même celles réputées plus dangereuses, sans jamais rien éprouver ; tandis que des marins qui ont fait le tour du monde, sont encore sujets au mal de mer.

Enfin, l'état atmosphérique paraît avoir aussi sa part dans la production de ce vertige.

Dans cet ensemble de conditions multiples produisant le même effet, nous trouvons principalement des causes physiologiques, psychiques et surtout physiques. La cause du mal de mer réside dans les mouvements de tangage et de roulis du bateau, mouvements qui déterminent un trouble continuel du sens musculaire.

On peut du reste être sous l'influence d'un vertige assez analogue au vertige nautique, ailleurs que sur la mer. J.-P. Franck rapporte qu'autrefois il existait en Allemagne, pour les prostituées, un châtiment si barbare, qu'il suffirait de le rappeler pour indiquer son origine. Il consistait à exposer ces malheureuses filles sur la place du marché public dans des cages étroites que l'on faisait tourner avec rapidité sur elles-mêmes. Au bout de quelques minutes ces pauvres femmes, bien portantes peu d'instants auparavant, étaient prises de céphalalgie, de vertiges avec vomissements et diarrhée, et tombaient presque sans vie.

En France, M. le Dr Martin, de Lyon, essaya d'appliquer à la folie la machine de Darwin ; il dut y renoncer, car il survenait un mal de tête horrible, suivi de vertiges, de vomissements avec évacuations intestinales abondantes, puis une très-grande prostration des forces.

Évidemment les accidents produits par la machine

tournante sont si bien ceux du mal de mer, qu'on peut s'y méprendre. C'est pour ce motif que nous avons tenu à placer le vertige nautique avec le vertige tactile, à l'encontre de la plupart des auteurs qui le rangent parmi les vertiges anémiques. Sans doute l'anémie détermine le vertige, mais c'est le mouvement qui produit cette anémie, c'est donc le mouvement qui est la cause véritable. Cela est surtout vrai au point de vue médical, car le médecin chargé d'intervenir en pareil cas, agira bien mieux en rétablissant l'équilibre, qu'en cherchant à combattre directement l'anémie.

§ 2. *Du vertige visuel.*

Ici le mouvement apparent ou réel est extérieur ; les autres objets du champ visuel, en réalité immobiles, semblent se déplacer et le sujet se sent entraîné avec eux. Dès lors le jugement qu'il porte sur l'état de son propre corps se trouble et les sensations musculaires se faussent. C'est donc l'inverse de ce qui se produit dans le vertige tactile. Dans celui-ci en effet, le sujet ressent en lui-même le mouvement qu'il reporte par erreur sur les objets extérieurs. Dans le vertige visuel au contraire, le mouvement se produit en dehors de lui et il s'attribue à lui-même par erreur les mouvements apparents ou réels du dehors.

Il y a des circonstances bien déterminées dans lesquelles les objets visuels peuvent être causes de vertige , comme la vue d'objets entraînés par un mouvement rapide et qui offrent des détails effacés et comme brouillés par ce mouvement.

Ainsi l'aspect du volant d'une forte machine suffit généralement pour troubler la perception et donne le vertige aux personnes facilement irritables.

Une autre cause qui pourrait bien à elle seule expliquer les vertiges visuels et qui en tout cas les accompagne comme cause adjuvante, c'est la persistance des images sur la rétine. On sait que la durée de l'image est de 0,32 à 0,35 secondes sur la rétine normale ; mais elle augmente avec l'intensité de la lumière et l'excitabilité du sujet. Un homme qui regarde le soleil peut être tourmenté pendant très-longtemps après l'impression qu'il a reçue par l'image de cet astre, surtout si sa rétine est hyperesthésiée. Quand l'image est celle d'un objet en mouvement, elle peut faire naître le vertige.

La vue à des distances *inaccoutumées* peut aussi produire le vertige, par exemple chez des personnes qui font des efforts d'accommodation pour voir des objets trop rapprochés, ou pour regarder par des ouvertures trop étroites. Le même fait se produit chez celles qui veulent lire à travers un treillis trop serré où avec des lunettes dont le numéro n'est pas en rapport avec leur vision.

D'autre part le sentiment de l'équilibre se trouble en regardant du haut d'une tour ou d'un précipice. Il est bien certain que la crainte de manquer d'un point d'appui se joignant à l'étendue du tableau,

peut à elle seule expliquer ce vertige. Nous ne con-
testons nullement l'influence psychique dans cette
circonstance ; la preuve en est que ce vertige ne survient souvent qu'après une réflexion sur le danger
que l'on court. Mais nous croyons que l'accommodation à des distances nouvelles, doit avoir aussi sa
large part dans la production de ce vertige. Ne voyons
nous pas journellement le vertige se produire dans
des cas analogues, alors cependant que la crainte ou
la peur n'y sont pour rien ? En effet, lorsqu'on regarde
d'en bas et qu'on cherche à fixer quelque temps le
sommet d'un clocher élevé, on se sent comme attiré
en haut. Quelquefois même, il suffit de considérer
avec attention un point du ciel pour éprouver un
certain trouble dans le sentiment de l'équilibre. Ici,
évidemment la crainte n'existe pas. On a essayé d'expliquer ce vertige en disant qu'il est provoqué par
l'anémie cérébrale résultant de la position que prend
la tête. Mais ce qui prouve que l'anémie est étran-
gère au phénomène, c'est que ce vertige ne survient
jamais lorsqu'on ferme les yeux. C'est donc bien un
trouble dans l'accommodation de la vue. Cela s'ex-
plique d'autant mieux, que dans l'immense majorité
des cas, nous ne regardons ni en haut ni en bas,
mais devant nous. Si donc nous sommes conduits
accidentellement à regarder très-loin en bas, ou très-
loin en haut, notre œil se trouble.

Une dernière cause de vertige visuel, assez rare il
est vrai, est un mouvement de translation communi-
qué aux yeux. Quand on détourne rapidement le

regard d'un objet pour le porter sur un autre, le premier paraît se mettre en mouvement. Le même vertige se produit lorsque le corps est transporté rapidement et d'une manière continue, par exemple sur un plan incliné : les mouvements apparents des objets extérieurs s'additionnent pour former une impression totale qui trouble le sentiment d'équilibre. C'est ainsi que le vertige visuel s'ajoute souvent au vertige tactile que nous avons signalé tout à l'heure comme survenant dans ces circonstances.

CHAPITRE II.

DU VERTIGE PSYCHIQUE.

Nous l'avons trouvé si souvent uni aux vertiges que nous avons passés en revue jusqu'ici, que nous devons le placer directement après eux.

N'est-ce pas de lui que parle Pascal dans ses Pensées ? « Le plus grand philosophe du monde sur une planche plus large qu'il ne faut pour marcher à son ordinaire, s'il y a au-dessous un précipice, quoique sa raison le convainque de sa sûreté, son imagination prévaudra. Plusieurs ne sauraient en soutenir la pensée sans pâlir et suer. Je ne veux pas en rapporter tous les effets. Qui ne sait qu'il y en a à qui la vue des chats, des rats, l'écrasement d'un charbon, emportent leur raison hors des gonds ! »

Une émotion morale, la joie, la peur, la honte,

mais surtout comme nous l'avons déjà dit la crainte de manquer de point d'appui, « l'idée de rapports statiques inaccoutumés ou contrastants » (Spring), le souvenir de circonstances de ce genre, peuvent troubler les perceptions, suspendre le sentiment d'équilibre, provoquer le vertige, déterminer des mouvements astatiques et amener même la syncope chez les personnes excitables et douées d'une vive imagination.

Les personnes nerveuses sont souvent saisies de vertiges en s'endormant et en se réveillant. Que se passe-t-il alors ? Dans le cas de somnolence, à cette période indéfinissable qui se trouve entre le sommeil véritable et la veille, les sens sont encore sous l'influence des dernières impressions qu'ils ont reçues, mais l'intelligence déjà assoupie ne les coordonnant plus, l'erreur arrive. On se croit emporté dans les airs ou descendu dans des profondeurs épouvantables. Le sol s'enfonce sous les pas, les maisons s'écroulent sur les têtes ; souvent le comique se mêlant au tragique, on se voit courir, à peine vêtu, devant une foule qui rit et contemple.

..... Sua quemque premit terroris imago.

L'anxiété qui résulte de cet état oppresse la poitrine, provoque le cauchemar et détermine le réveil lorsqu'elle devient extrême.

Il est remarquable que dans le rêve, le vertige n'est jamais rotatoire où gyratoire. « Sa direction, dit Spring, est toujours droite, de haut en bas et rarement de bas en haut ou d'avant en arrière. » Ces différences dépendent, paraît-il, de la position qu'on donne à la tête en dormant.

Tous les vertiges que nous avons étudiés jusqu'ici représentent *le mal* à eux seuls. Ils nous quittent d'ordinaire comme ils sont venus, sans laisser de lésions, sans occasionner de trouble funeste à la santé. Faisons cependant une exception pour le seul vertige nautique ; les autres, qui participent à sa nature sans rien avoir de son intensité, ne sont pas graves en eux-mêmes. Leur caractère particulier est qu'ils se reproduisent dès que le sujet se retrouve dans les conditions génératrices du vertige. On peut les susciter à volonté, aussi s'est-on hasardé à les appeler *physiologiques*. Le mot n'est pas exact, puisqu'en somme il y a trouble intérieur ; mais il représente bien l'idée qu'on doit en avoir. Au mot physiologique nous préférons celui d'*essentiel*, car les vertiges que nous avons étudiés jusqu'à présent ne dépendent d'aucune lésion anatomique, ni d'aucune maladie.

CHAPITRE III.

DU VERTIGE SYMPTÓMATIQUE.

Les cas de vertiges que nous allons rencontrer accompagnent toujours une maladie, une lésion ou simplement un trouble organique dont ils sont un des symptômes.

Il est admis aujourd'hui que la production de cette sorte de vertige, comme des autres peut-être, est presque toujours l'effet d'une anémie ou d'une congestion cérébrale partielle.

Il se déclare brusquement, sans prodromes et forme des accès limités et *de faible durée* dans la plupart des cas. Très-souvent il est accompagné visiblement de troubles généraux de la circulation. Dans l'état actuel de la science, il serait très-difficile de dire quelle est la nature de ces troubles et quel est leur siége spécial.

L'observation, aidée de la physiologie, semble prouver que le vertige s'établit chaque fois que la circulation capillaire du cerveau éprouve une modification soudaine. C'est ce qui a lieu dans la généralité des vertiges, même dans ceux que nous avons vus se produire soit par un trouble apporté dans le sens musculaire, soit par un trouble oculaire ou moral. Nous aurions pu à la vérité les grouper et les placer dans le cadre des vertiges congestifs ou anémiques ; nous avons préféré les classer à part. L'anémie ou la congestion, cause ultime du vertige, se produit en effet dans des conditions, sinon bien connues, du moins bien déterminées qui en sont la raison première, c'est-à-dire celle qui intéresse le praticien. Il paraît aussi établi par l'observation que les troubles circulatoires qui s'étendent à tout l'encéphale, produisent moins souvent le vertige que les troubles locaux, les anémies partielles et les hyperémies unilatérales.

Avant de terminer ces considérations, nous devons dire qu'il existe spécialement une habitude vertigineuse qui n'est à proprement parler qu'un état de vertige imminent, une prédisposition particulière aux récidives. Cet état se rencontre aussi bien chez les personnes qui ont le vertige essentiel que chez celles qui ont le vertige morbide. Dans ce dernier cas les accès se déclarent à la moindre cause, au point que l'individu ne peut plus changer de position, s'asseoir, se mettre au lit, faire un pas, sans en être saisi. Ils reviennent à chaque émotion morale, après le plus léger effort, ne fût-ce qu'un effort pour tousser. Ils apparaissent aussi après toute altération un peu brusque de la température et après chaque diminution un peu rapide de la pression atmosphérique.

§ 1ᵉʳ. — *Vertige congestif.*

La pléthore a lieu lorsque la quantité de sang est proportionnellement trop grande où qu'il y a augmentation dans le chiffre des globules. « Les pléthoriques, dit Monneret, éprouvent de la lassitude, un engourdissement général, des vertiges, des bourdonnements dans les oreilles et des bouffées de chaleur. Les battements du cœur sont énergiques, les veines distendues, la circulation s'y fait lentement. »

La pléthore est active ou passive. On rencontre cette dernière chez les individus affaiblis par une cause quelconque. Elle peut être due à la paralysie des vaso-moteurs, notamment dans le cerveau. On sait en effet que la section de la portion cervicale du grand sympathique est suivie de la dilatation des vaisseaux de la moitié correspondante de la tête.

« Lorsqu'une cause quelconque, dit M. Sandras, appelle vers la tête un afflux trop grand ou trop rapide du sang, le vertige se déclare. Un travail intellectuel trop assidu, un coup de soleil, un obstacle à la circulation, enfin le moindre effort suffit, et le vertige a lieu. »

Dans ces cas, le vertige est produit par la pléthore cérébrale qu'il ne faut pas confondre avec la pléthore locale, dont il peut être également le résultat. On observe cette dernière variété chez les personnes vigoureuses et dans la force de l'âge, dont les tissus sont très-colorés, ce qu'il faut distinguer de la coloration du visage qui peut être vive, quoique les autres parties témoignent d'un état chloro-anémique.

Il y a d'autres éléments propres à caractériser cette sorte d'ivresse sanguine, pour nous servir de l'expression employée par Récamier : ce sont la paresse, moins de vivacité dans l'intelligence, un sommeil plus lourd et plus prolongé, la propension à l'assoupissement. Quant au pouls dur et plein, M. le Dr Vieucourt fait remarquer qu'on l'observe aussi quand la pléthore n'est que locale, comme dans les affections cérébrales. Si en effet on tire du sang, dans l'un et l'autre cas le pouls reste ou redevient très-promptement dur et plein, quand les accidents locaux ne sont pas diminués. C'est que les troubles de l'encéphale, par eux-mêmes et indépendamment de l'état général, donnent de la dureté au pouls. Chacun peut en faire la remarque dans les apoplexies où le pouls est très-souvent dur et sec, même chez les individus pâles et maigres présentant un état tout opposé à celui qui caractérise la pléthore générale. On observe tous ces accidents chaque fois que, selon le langage des praticiens, le sang se déplace.

C'est à dessein que nous nous sommes arrêté à ces généralités sur la pléthore, car dans une foule de cas le vertige l'accompagne, et alors, si on peut prévoir l'un, on peut annoncer l'autre.

Le vertige pléthorique est ordinairement suivi de phénomènes qui lui impriment un cachet particulier ; il produit des éblouissements, des tintements d'oreilles, des aberrations passagères de la vue. Le malade voit des milliers d'étincelles rouges ou d'un blanc très-pur ; alors son visage est vivement coloré, les conjonctives sont injectées, les vaisseaux superficiels sont plus saillants qu'à l'ordinaire et se dessinent plus nettement.

Observons que les vertiges congestifs surviennent très-souvent chez des sujets débilités, anémiques, épuisés par des maladies antérieures, et qui par cela même sont plus exposés aux congestions hypostatiques, soit du poumon, soit du cerveau. C'est ce que l'on voit dans le fait que nous empruntons à Andral. Il s'agit d'une femme qui, depuis une dizaine d'années, ne passait guère de semaines sans éprouver des étourdissements et des vertiges assez forts pour la forcer à chercher un appui sous peine de tomber. Après qu'ils eurent cessé, la malade ressentit des picotements incommodes au bout des doigts qui étaient parfois comme engourdis ; cependant il ne lui est jamais arrivé de perdre connaissance. On lui fit la ponction pour une ascite consécutive à une tumeur abdominale. Trois jours après, elle éprouva un nouvel étourdissement, sans perte de connaissance, avec engourdissement incommode des deux mains, surtout à droite. Le lendemain, hémiplégie droite ; mort au bout de quatre jours. A l'autopsie, on trouva les vaisseaux cérébraux fortement gorgés de sang, ainsi que la substance cérébrale, mais pas d'épanchement.

Le vertige congestif précède les déterminations critiques : l'épistaxis, les sueurs, la salivation, les parotides. Il succède à la suppression de pertes ordinaires de sang (une saignée habituelle supprimée) ; des hémorrhoïdes qui ne fluent pas en temps opportun, l'aménorrhée, la dysménorrhée, sont autant de causes de vertiges.

Lallemand pense que les vertiges qu'il signale chez les tabescents, sont l'effet d'une congestion ; dans son *Traité des pertes séminales volontaires*, il en indique plusieurs cas,

Certaines personnes éprouvent des vertiges le soir au moment où elles posent la tête sur l'oreiller en se mettant au lit et le matin en se réveillant. Qu'on les interroge pour savoir si, couchées toujours du même côté, il ne s'agit pas d'une congestion unilatérale contre laquelle on pourra parfois les prémunir, en les faisant placer simplement sur le côté opposé. L'observation suivante, due au professeur Küss de Strasbourg, et rapportée qar M. Ehrmann dans sa thèse inaugurale, confirme pleinement la possibilité d'un tel fait :

« Un enfant nouveau-né, qu'on avait couché sur le côté droit, fut pris au bout de peu d'instants de convulsions bornées au côté opposé ; en le soulevant pour l'examiner, on le plaça par hasard sur le côté gauche, les mouvements convulsifs cessèrent dans cette moitié du corps et se manifestèrent à droite. M. Küss eut alors l'idée de tourner l'enfant plusieurs fois autour de son axe, l'équilibre circulatoire se rétablit peu à peu dans le cerveau et les convulsions cessèrent. »

§ 2. — *Vertige anémique.*

Si ce n'était le point de vue clinique, cette variété devrait théoriquement comprendre la plupart de celles qui ont l'anémie pour cause prochaine. Néanmoins, nous ne classerons ici que les cas où l'affaiblissement de la circulation capillaire cérébrale constitue pratiquement le fait dominant.

Tels sont : le vertige à la suite de pertes de sang, par exemple après une opération chirurgicale, ou simplement après une saignée, surtout lorsque celle-ci est faite le malade étant debout ; les pertes séminales, la lactation prolongée, l'inanition ou simplement le jeûne. Il faut également ranger parmi le vertige anémique celui qui est propre aux premiers temps de la convalescence des maladies graves. M. le Dr Blondeau, dans un rapport fait à l'Académie de médecine, cite le cas d'une femme qui, à la suite d'un érysipèle traumatique des plus graves, éprouvait des accidents vertigineux : tournoiement, troubles de la vue, nausées. Ces accidents se produisaient pour les causes les plus légères. Les fonctions digestives avaient cependant pris leur régularité ; la malade mangeait avec appétit et digérait tout ce qu'elle prenait. Cette tendance aux vertiges ne cessa qu'après le retour complet des forces.

On peut également ranger dans le groupe des vertiges anémiques, celui qui succède aux grands efforts musculaires, aux marches forcées, aux exercices gymnastiques. Il est très-probable que dans tous ces cas le sang quitte les centres pour se porter vers la périphérie.

La diminution de la pression atmosphérique prédispose aux vertiges. Ainsi, certaines personnes ont le vertige lorsque *le temps est lourd*, comme à l'approche des orages. On décrit, sous le nom de *mal de montagne*, un ensemble de phénomènes qui se manifestent lorsqu'on fait l'ascension de pics très-élevés. Plus on monte, plus le thermomètre baisse, plus on éprouve de vertige, de la céphalalgie et de la dyspnée. La respiration et la circulation s'accélèrent ; parfois surviennent des vomissements. Le même phénomène a été souvent observé par les aéronautes.

Donc, toute cause qui produit une anémie locale ou une anémie générale, c'est-à-dire une diminution, soit dans la masse du sang, soit dans la quantité des globules, peut provoquer le vertige.

L'accident arrivé à J.-J. Rousseau durant son séjour à Annecy en est encore une preuve. Pour se guérir d'un reste de fièvre qui le tenait en langueur, il imagina de boire beaucoup d'eau : « C'était alors la mode de l'eau pour tout remède, dit le philosophe ; je me mis à boire de l'eau, et si peu discrètement, qu'elle faillit me guérir, non de mes maux, mais de la vie. Je fis si bien qu'en moins de deux mois je me détruisis complètement l'estomac, que j'avais eu très-bon jusqu'alors. » Promptement, survinrent des accidents anémiques, entre autres le battement des artères, un bourdonnement fort incommode qui allait jusqu'à le priver de sommeil ; sa santé s'altéra, de plus sa faiblesse devint telle qu'il ne pouvait presser le pas sans étouffer, ni se baisser sans avoir des vertiges.

Avant de terminer ce que nous avions à dire au sujet du vertige anémique et du vertige congestif, nous croyons devoir rappeler les observations que fait Andral sur cette question : « Les individus dont le sang contient une surabondance de globules sont sujets à quelques accidents spéciaux, dont on n'a peut-être pas donné jusqu'à présent une explication suffisante : ainsi les vertiges, les éblouissements,

les tintements d'oreilles, les chaleurs de tête qu'ils
éprouvent, ont été expliqués par des congestions du
sang vers le cerveau, mais ces congestions n'ont jamais été, en pareille circonstance, anatomiquement
constatées; et le seul passage d'une quantité sura-
bondante de globules à travers les vaisseaux de l'encéphale me paraît une circonstance suffisante pour
en rendre compte. Mais, chose singulière, s'il arrive,
au contraire, que des globules en trop petit nombre
traversent ces mêmes vaisseaux, des accidents analogues se présenteront encore, de telle sorte qu'une
quantité de globules ou trop forte, ou trop faible,
trouble de la même manière les actes cérébraux ».
Andral termine en disant que, constatant simplement
les faits, il ne veut hasarder la moindre hypothèse
sur ce sujet.

§ 3. — *Vertige visuel.*

Nous avons signalé plus haut les circonstances
qui donnent lieu au *vertige oculaire* dans l'état de
santé. Quand les yeux sont hyperesthésiés par une
maladie, ces circonstances agissent avec infiniment
plus de puissance ; « la plus légère oscillation des
images rétiniennes, la vue d'un cours d'eau, d'un
champ de blé agité par le vent, des nuages qui
passent, troublent alors le sentiment de l'équilibre.
Le mouvement des yeux étant instinctivement re-
porté aux objets extérieurs, chaque fois que nous ne
nous en rendons pas bien compte, le jeu morbide

des muscles du globe oculaire devient à son tour une cause fréquente de vertige. Or on sait que l'oscillation involontaire de ces muscles dépend souvent d'une excitation de l'encéphale ; le vertige oculaire se joint donc à celui qui est excité directement par des maladies cérébrales. Il est accompagné, dans ce cas, non-seulement de vertige tactile, mais encore de troubles acoustiques. » (Spring.)

Il n'est pas rare de voir le vertige se produire dans l'opération de la cataracte par abaissement, le cristallin étant alors renversé au fond de l'œil ; souvent ces vertiges sont suivis de nausées et de vomissements.

Lorsque les maladies d'yeux reconnaissent pour causes des affections cérébrales, ce qui est assez fréquent, le vertige qui se produit dans les deux cas peut quelquefois aider le praticien dans le diagnostic. Il paraît en effet établi que le vertige simplement oculaire, disparaît lorsque le malade ferme les yeux, ou s'il parvient à fixer un objet immobile ; dans le cas contraire, c'est-à-dire lorsqu'il existe une affection cérébrale, le vertige est augmenté.

§ 4. — *Vertige auriculaire.*

Le vertige accompagne également et très-souvent les maladies d'oreilles. Les exemples en sont si nombreux que le doute n'est plus possible à ce sujet. Trousseau rapporte le fait d'une femme prise depuis dix-huit mois de douleur d'oreilles du côté droit d'abord, puis du côté gauche ensuite, qui finit par être sourde des deux côtés. M. Triquet, l'ayant examinée, trouva des plis sur la membrane du tympan, indice certain, suivant lui, de la soudure des osselets, qui n'arrive guère qu'après l'inflammation de l'oreille moyenne; de plus il y avait inflammation de l'oreille interne. Cette femme éprouvait une propulsion vers la droite; elle ne pouvait marcher sur le trottoir sans se jeter sur les passants de droite. Dans son lit elle était invinciblement couchée sur le côté droit.

Itard raconte qu'après avoir poussé une injection salée dans la trompe d'Eustache, immédiatement survint chez la malade une douleur excessivement vive, accompagnée de vertiges, de nausées et de vomissements, accidents qui durèrent quelques heures.

Vieussens donne la relation suivante : «Une dame, sentant quelques démangeaisons dans l'oreille, se servit, pour se gratter, d'une aiguille à tricoter. Dans ce même instant, quelqu'un étant entré dans la chambre, elle s'enfonça, en se retournant brusquement, l'aiguille dans le conduit auditif. Aussitôt, douleur horrible, trouble inexprimable ; il lui parut que la chambre elle-même tournait sens dessus dessous. Cet état de vertige fut accompagné de spasme et de contractions telles, que tout son corps était courbé. Elle éprouvait en même temps des nausées et des vomissements très-violents. On constata une perforation du tympan.

§ 5. — *Vertige cérébral.*

Indépendamment des troubles subitement jetés dans la circulation cérébrale à l'occasion de chute sur la tête, de contusions ou de commotions, le vertige est le symptôme précurseur des affections aiguës et chroniques de l'encéphale.

C'est un des phénomènes ordinaires de l'encéphalite, de la méningite, de l'hémorragie cérébrale, qu'elle soit générale où localisée en certains points.

Serres (*Anat. comp. du cerveau*) cite l'observation suivante : Une femme adulte est prise de mouvements incertains commé ceux des individus en état d'ivressé ; accidents choréiformes ; ses membres s'agitent involontairement dans son lit ; délire, coma, mort. On trouve un foyer hémorrhagique au-dessus des tubercules quadrijumeaux postérieurs.

Le vertige survient également dans le ramolissement, surtout chez les vieillards ; dans les embolies, les thromboses, la compression des capillaires par des exsudats, et surtout les tumeurs : « Parmi les lésions qui donnent lieu à des vertiges opiniâtres et persistants, dit M. Neucourt, on doit citer les tumeurs de quelque nature qu'elles soient, qui se développent à l'intérieur du crâne. »

Le mémoire sur les paralysies alternes de M. le professeur Gubler renferme une observation recueillie par M. Forget de Strasbourg, dans laquelle les vertiges sont évidemment dus à un abcès, du volume d'une petite olive, siégeant au niveau de la région postérieure droite de la protubérance.

« Une femme de 52 ans s'étant présentée à la consultation d'un de nos grands hôpitaux, dit Max Simon, ne fut pas reçue parce qu'on la crut ivre. Admise ailleurs, et ayant succombé, on trouva à l'autopsie des tumeurs gommeuses de la protubérance et du cervelet. »

Enfin, le vertige est très-fréquent dans l'athéromasie des artères de la base de l'encéphale, et c'est comme tel qu'il est si souvent le précurseur de l'apoplexie, du ramollissement et de l'atrophie du cerveau, chez les personnes avancées en âge et ayant les artères rigides. « Le vertige dans ce cas, dit Spring, existe parfois pendant des années comme accident unique, mais à des degrés intenses et sous forme de paroxysmes bien caractérisés. Quand au contraire, après avoir fait l'unique tourment du malade pendant plusieurs années, il finit par s'amoindrir ou par se dissiper, le vertige peut servir de signe pour le diagnostic d'une maladie du cervelet. »

§ 6. — *Vertige dans les névroses.*

Le vertige se rattache intimement à l'*épilepsie*, tant comme élément de l'attaque que comme symptôme précurseur. Il arrive même assez souvent que le vertige constitue presque à lui seul le mal, comme dans les accès appelés communément : *le petit mal*. Dans ces cas, la perte de connaissance est complète;

Il n'y a généralement pas de chute ; le malade perd l'équilibre, mais parvient à le rétablir, ou, lorsqu'il tombe, la chute n'est pas foudroyante, mais instinctive (Delasiauve) et due à la crainte de perdre l'équilibre. Ce vertige n'est pas apaisé par l'occlusion des yeux, mais bien en prenant un point d'appui solide ou en fixant sur l'œil un objet extérieur. Il se développe, alors même que le malade est couché et bien appuyé de tout son corps, ce qui fait dire avec raison à Russel Reynolds, qu'en se cramponnant à un corps solide, les épileptiques n'obéissent pas à une impulsion ordinaire, à la crainte de tomber, mais qu'ils cherchent à se maintenir en mettant une sensation réelle à la place de la sensation illusoire. Le même auteur fait la remarque que le vertige épileptique n'est pas visuel, mais subjectif, c'est-à-dire qu'il en impose, non pas à cause des mouvements des objets extérieurs, mais par ceux du corps même. Enfin il affirme que le vertige n'est jamais giratoire, mais vacillant, le malade se sentant chanceler et tomber sur le côté.

On le rencontre fréquemment dans l'enfance. Lorsqu'une personne est saisie par le vertige épileptique, si elle est en mouvement, elle s'arrête brusquement, reste immobile, les yeux fixes, dans la situation où l'attaque l'a saisie ; sa figure est très-pâle, elle n'entend rien et ne voit rien ; puis, au bout de quelques secondes, elle fait une grande inspiration et reprend la suite de ses affaires. D'autres fois le malade perd soudainement connaissance ; il tombe s'il est debout, reste à terre quelques secondes sans convulsions, ou seulement avec quelques légers mouvements dans les muscles de la face, et se relève promptement sans paraître avoir souffert; ailleurs il se dresse tout à coup, fait quelques pas en avant sans direction et sans but, puis subitement aussi il paraît être embarrassé par un obstacle douloureux et revient à lui. D'autres fois l'individu se met à répéter des paroles inintelligibles, ou bien il s'arrête au milieu d'un geste, d'une phrase et même d'un mot. Pour quelques-uns, la tête tourne lentement à droite et à gauche, la figure prend une expression étrange de terreur ou de fureur; un des côtés du corps se roidit, la respiration se suspend, le visage se colore, puis tout rentre dans l'ordre; il ne reste alors qu'un peu d'hébétude et de mal de tête.

Le mâchonnement est encore une forme de vertige épileptique assez fréquente : on entend dans la gorge du malade un bruit analogue à celui de la déglutition qui se fait à vide: Enfin, dans plusieurs cas, pendant quelques secondes, souvent pendant plusieurs minutes, les idées sont troublées, confuses et incohérentes (Trousseau, *leçons cliniques*).

On trouve également le vertige dans la *migraine*, qu'il précède très-souvent. J'ai un de mes amis qui est pris de fortes migraines chaque fois qu'il s'est permis un excès de travail ou de table; or ses migraines sont toujours précédées de vertiges oculaires insupportables.

M. Depaul, dans ses *leçons cliniques*, a signalé le

vertige comme un des prodromes de l'*éclampsie*. Le savant professeur raconte à ce sujet, qu'une jeune fille, abandonnée par sa famille parce qu'elle était enceinte, fut prise d'une céphalalgie violente accompagnée de vertiges tels qu'on dut l'amener à la *Clinique* ; les attaques d'éclampsie ne tardèrent pas à paraître.

On le rencontre enfin souvent dans les prodromes de l'*hystérie* avec des pesanteurs de tête, des troubles de la vue, des tintements d'oreilles, des palpitations. Sauvages dit : « Je connais une personne hystérique qui est atteinte de vertiges chaque fois qu'elle entre dans une église où il n'y a personne, mais qui y va très-hardiment quand il y a beaucoup de monde. » On pourrait sans peine, mais aussi sans utilité, multiplier les exemples de ce genre.

§ 7. — *Vertige dyshémique.*

Nous pouvons nommer ainsi le vertige qui est un des symptômes les plus communs de l'invasion des maladies aiguës de tous genres. S'il dépend des congestions dites initiales, on peut également admettre que l'altération du sang en est une des causes. Sa présence est toujours de mauvais augure quand elle est bien manifeste au début des fièvres miasmatiques et exanthématiques. Chacun connaît le vertige qui sert à caractériser la fièvre typhoïde. M. le Dr Chapelle, dans une épidémie de fièvre typhoïde, a signalé un état vertigineux apyré-

tique qui paraissait lié à l'influence morbide générale.

Nous nous permettons de ranger sous le même
titre, tout en faisant les plus grandes réserves, le
vertige qui se produit dans les cachexies. Nous ne
savons pas si dans ces cas il dépend de la dyshémie
où d'autres causes compliquantes. C'est également
pour le même motif que nous plaçons ici celui qui
accompagne les lésions du foie, de la vessie, de l'u-
térus et principalement les affections rénales. Trousseau conseille, lorsqu'on a affaire à un vertige survenant sans motif apparent, de voir s'il ne serait pas
symptomatique d'une de ces affections.

Le moment d'apparition des exsudations syphili-
tiques dans le tissu nerveux est en général accompagné d'un appareil congestif très-accentué, qui peut
produire le vertige.

Astruc, *De morbo venere*, signale le vertige vénérien.
Sauvages, dans sa *Nosologia methodica*, dit à peu près
la même chose.—« B... entre le 19 octobre 1858, service de Ricord. Il y a trois mois qu'il eut un chancre
pour lequel il ne fit aucun traitement interne. Après
l'apparition du chancre, il commença à ressentir
des maux de tête, des étourdissements et surtout des
vertiges ; — traitement mercuriel ; — il sort complètement guéri de tous ces accidents. »

Franck, Trousseau, et avec lui tous les cliniciens,
signalent le vertige dans la goutte et le rhumatisme.

M. Blondeau, dans un rapport fait à l'Académie de
médecine, cite à ce sujet une observation curieuse.

M. P., qui avait eu différents accès de goutte, étant allé à la chasse, raconte qu'il se sentit poussé par une force irrésistible qui le sollicitait à aller en avant et à droite. Ni haies ni fossés, rien ne pouvait l'arrêter; arrivé près d'une rivière qui se trouvait à sa droite, il voulut la traverser. Aperçu alors par un de ses ouvriers, il fut pour ainsi dire saisi de force et ramené chez lui. Il a raconté depuis qu'il avait parfaitement conscience de sa situation, mais que la puissance intérieure qui le poussait lui semblait si invincible, qu'il était incapable de la combattre et de lui résister.

Voici un autre exemple cité par Van Swieten et que nous laissons dans son texte original : « Vidi « hominem qui molestissimum hoc symptoma passus « fuit per biennium; dum sederet tranquillus, nihil « percipiebat mali; sed simul ac surgens, erecto stabat « corpore, mox vertigine corripiebatur et cadebat. A « peritissimis medicis tentata fuerant plurima absque « ullo successu. Inopinatus podagræ paroxysmus cor- « ripit hominem, qui nunquam hoc morbo laboraverat, « liber fuit omnino a molestissima vertigine. » (*Com. in Boerh. aph.*)

§ 8. — *Vertige toxique.*

M. le professeur Tardieu, dans ses études médico-légales sur les empoisonnements, ne signale pas de vertige lors des empoisonnements par les irritants corrosifs. En nous appuyant sur une autorité aussi compétente, nous pouvons dès lors croire et dire que ces poisons ne produisent pas le vertige ; s'il apparaît dans quelques cas très-rare, c'est toujours comme phénomène accessoire.

On rencontre le vertige dans l'empoisonnement par l'*arsenic*, mais surtout et presque exclusivement dans la forme lente de l'empoisonnement arsenical, qui résulte le plus ordinairement de l'administration de doses répétées de ce poison ; dans ce cas, le malade, fatigué de douleurs et de lassitudes dans les muscles, éprouvant des vertiges, est dans l'impossibilité de se tenir debout.

Il en est de même dans l'empoisonnement par les *préparations antimoniales* ; quand le pouls est devenu petit, la peau froide, la respiration difficile, les vertiges sont un des premiers phénomènes qui se présentent.

La *digitale* et la *digitaline* en donnent de très-violents ; ils sont accompagnés d'éblouissements et d'un trouble singulier et considérable de la vue. Il n'y a rien de bien spécial à dire sur ce vertige, sinon que presque tous les observateurs le mentionnent et qu'il paraît très-tenace.

Les accidents vertigineux accompagnent presque toujours l'empoisonnement par le *plomb* à forme lente ; ils sont également une des suites de l'intoxication par le mercure et le cuivre.

La *belladone* produit le vertige, ainsi que le *datura*, la *morelle* et la *jusquiame*. Sauvages, à propos de

cette dernière substance, cite le cas suivant : « Mu-
« lier sumpto jasculo in quo folium hyosciami fuerat
« incoctum, patiebatur vertiginem in qua caput collo
« minime adhærens videbatur, corpus vero in aere sus-
« pensum existimabatur sine delirio. »

Parmi les substances dont l'absorption donne lieu
à des vertiges, il faut encore citer le *tabac*. Lorsqu'on
n'y est pas habitué, l'un des premiers accidents que
causent ses fumées, c'est le vertige et spécialement
cette variété qu'on appelle vertige nauséeux. « Je connais une personne, dit M. le Dr Amaniler, sujette aux
vertiges à qui l'usage de la cigarette les provoque
souvent. » Du reste, sur cette question, chacun peut
citer l'histoire de son premier cigare ; il est rare qu'à
ce moment-là on soit assez *homme* pour ne pas avoir
des vertiges suivis de nausées et même de vomissements.

Lorsque l'acide *cyanhydrique* ne détermine pas la
mort instantanée, il produit des vertiges, des bâille-
ments, de la dyspnée ; le malade tombe privé de connaissance ; s'il guérit, il conserve durant sept ou huit
heures des étourdissements et de l'anxiété précor-
diale.

L'*aconit* et la *ciguë*, mais surtout cette dernière,
déterminent aussi des vertiges.

L'un des premiers symptômes de l'empoisonnement par les *champignons*, et ce signe peut n'ap-
paraître que lendemain de l'intoxication, c'est le
vertige. Il est accompagné de faiblesse générale, de

stupeur et d'un trouble particulier de la vision qui fait paraître tous les objets colorés en bleu.

Le même signe se rencontre encore à la période ultime, lorsque les urines se suppriment (Tardieu).

L'*alcool* à dose enivrante produit le vertige. Ce fait est tellement connu que nous ne voulons pas nous y arrêter. Cependant nous devons ajouter que ce vertige a un caractère spécial. Ainsi les Épicuriens parviennent à se préserver de l'ivresse en ayant soin de ne pas céder au sommeil dans les premiers moments de la digestion. Généralement les accidents d'un dîner copieux ne se déclarent qu'au moment de fermer les yeux, à cet instant qui précède l'assoupissement.

On peut rapprocher du vertige alcoolique celui que produit le *sulfure de carbone*. « Comme les alcools, dit M. Delpech (*Annales d'hygiène*), il peut déterminer une ivresse aiguë ; comme eux il produit des vertiges, et peut pousser l'intensité de la dépression jusqu'à la menace d'une terminaison funeste. »

Le vertige survient également lors de l'absorption de certains gaz. Ainsi le séjour prolongé dans un air vicié, par exemple, dans un appartement éclairé avec des lampes fumantes, c'est-à-dire, l'absorption de l'*oxyde de carbone* et de l'*acide carbonique*, peuvent le provoquer. Il en est de même après l'ingestion de liquides chargés d'acide carbonique. Ainsi la tête semble tourner à celui qui a pris des eaux gazeuses en trop grande quantité. Quant au vin de Champagne, qu'on accuse si souvent de causer un malaise particulier de la tête, nous serions disposé à attribuer plutôt cet effet au gaz acide carbonique, qu'à la faible quantité d'alcool qui est contenu dans ce vin.

L'*opium* produit un vertige qui n'a rien de caractéristique ; le *hachisch* est au contraire susceptible d'en déterminer de différentes sortes. Nous trouvons en effet dans la *Gazette des Hôpitaux*, une observation qui semble le démontrer. « M. A..., étudiant en médecine, et M. D..., étudiant en droit, prennent 4 grammes d'extrait gras de chanvre indien : tous deux éprouvent un commencement d'agitation, puis des vertiges et une sorte de *raptus* qui semblait les emporter vers l'espace. M. D. ne tarda pas à tomber dans une voluptueuse somnolence. M. A. se livra à des gambades effrénées qui durèrent, sans interruption, pendant quatre heures. Il avait conscience de son état, mais c'est en vain qu'il voulait se cramponner à son siége pour mettre fin à la scène : il se sentait poussé par une force irrésistible... »

Le *sulfate de quinine* est, lui aussi, une cause de vertiges ; « l'ivresse qu'il détermine, dit M. le professeur Sée, est analogue à celle qui se produit dans les muscles des membres par la ligature de l'artère crurale ; les bourdonnements reconnaissent la même cause ; il détermine le vertige par anémie cérébrale.»

§ 9. — *Vertige cardiaque.*

Si on considère que les maladies organiques du cœur apportent ordinairement le trouble dans la cir-

cùlation intra-crânienne, soit par les variations de la
pression artérielle, soit en opposant des obstacles au
reflux du sang, on ne sera pas étonné de rencontrer
le vertige parmi leurs accidents les plus ordinaires.
D'après les observations qui nous sont passées sous
les yeux, et qui sont assez nombreuses, nous avons
pu constater qu'il est surtout fréquent dans l'hyper-
trophie du ventricule gauche.

C'est pour un motif analogue que le vertige accompagne la ligature des artères importantes et
principalement les artères du cou.

Enfin nous le rencontrons très-souvent dans les
anévrysmes de la crosse de l'aorte et des artères qui
en proviennent.

Lallemand, dans la 1re lettre de ses *Recherches ana-
tomo-pathologiques*, en cite un cas. Il s'agit d'une
femme de 54 ans, forte et pléthorique, ayant une
petite taille, beaucoup d'embonpoint, atteinte d'anévrysme du cœur et de l'aorte. A chaque époque
menstruelle, elle éprouvait des vertiges, des éblouis-
ments, et les règles s'établissaient difficilement.
En 1814, à l'âge de 81 ans, les vertiges deviennent
de plus en plus violents, et la malade meurt à la
suite de la rupture de son anévrysme.

§ 10. — *Vertige sympathique.*

En premier lieu, se présente le vertige stomacal,
vertigo a stomaco læso, sur lequel Trousseau a appelé
l'attention du médecin en affirmant que c'est l'es-

pèce la plus commune, et celle qui exige un régime réparateur.

Comme ce vertige a été très-bien étudié et qu'il reste peu de choses à en dire, puisque Trousseau a traité la question avec l'autorité qui le distingue, nous nous contenterons de signaler sa présence comme accident de la dyspepsie symptomatique et surtout de la dyspepsie essentielle. Il se présente chez les uns, lorsque l'estomac est vide, *vertigo ab inediâ*; chez les autres quand l'estomac est rempli, *vertigo a crapulâ*. On l'a observé aussi dans la gastralgie, dans la pneumatose gastrique, à la suite de la compression de l'estomac par des liens ou des vêtements, comme le fait le corset des femmes.

La moindre circonstance peut la provoquer : la vue portée sur un mur treillagé, une file de barreaux, une tenture rayée, le simple mouvement d'élévation de la tête.

La forme de ce vertige est le plus souvent celle qui a reçu le nom de *gyrosa*. Elle est accompagnée d'étourdissements, d'un sentiment de vide, de vague dans la tête ou d'une compression temporale. Jamais le malade ne perd la conscience de ses actes; alors même qu'il tombe, il conserve toujours connaissance.

On peut également considérer comme un vertige sympathique celui qui accompagne quelquefois la constipation et la pneumatose intestinale. L'homme de bureau et généralement ceux qui mènent une vie sédentaire, y sont sujets.

Il n'est pas rare de rencontrer le vertige dans les tumeurs et surtout dans la grossesse, qui peut être considérée comme une tumeur physiologique. Dans ce dernier cas, c'est surtout au début et à la fin de la grossesse qu'on le rencontre.

Enfin quelques auteurs signalent le vertige parmi les nombreux accidents attribués aux vers intestinaux. M. le Dr Neucourt dit avoir soigné, pendant trois mois, une jeune fille de 14 ans pour accidents de vertiges, suivis de convulsions. Il administra alors pendant trois jours le *semen contra*. Vingt-quatre lombrics furent expulsés ; dès lors, le vertige et les convulsions disparurent.

Nous aurions pu rapporter, comme nous l'avons dit plus haut, toutes les variétés de vertige à l'anémie et à la congestion ; mais nous avons pensé que, traitant de l'*étiologie du vertige*, il valait mieux indiquer la cause première, celle qui détermine l'anémie et la congestion.

Assurément cette manière de procéder, vieille déjà, ne nous édifie pas beaucoup sur la nature du vertige pas plus que sur sa genèse ; mais elle a un avantage pratique et sérieux : elle met en évidence la cause réelle, celle qu'il faut chercher tout d'abord et que le médecin aura à combattre.

TABLE DES MATIÈRES.

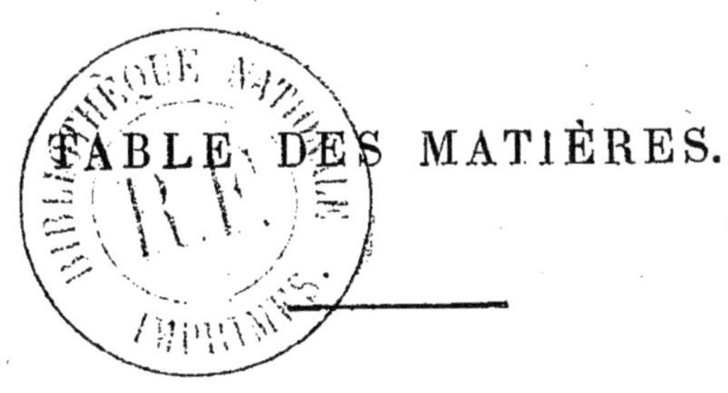

A. Parent, imprimeur de la Faculté de Médecine, rue Mr-le-Prince.

www.ingramcontent.com/pod-product-compliance
Ingram Content Group UK Ltd.
Pitfield, Milton Keynes, MK11 3LW, UK
UKHW020050100726
13658UKWH00004B/1671